NOUVEAU SYSTÈME
DE
CAPSULATION DES MÉDICAMENTS

BREVETS D'INVENTION ET DE PERFECTIONNEMENT
(S. G. D. G.)

PAR
JOSEPHAT MACKIEWICZ
Pharmacien-chimiste de 1re classe de la Faculté de Paris

25, rue Neuve-des-Mathurins, 25. — (Chaussée d'Antin). — PARIS.

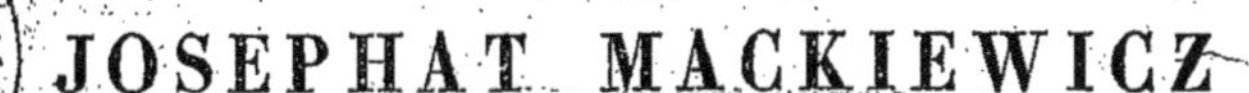

DES CAPSULES ET DES GLOBULES-JOSEPHAT, DES CAS OÙ L'ON DOIT EN FAIRE USAGE ET DE LEUR MODE D'ADMINISTRATION

1859

TABLE DES MATIÈRES.

PRIX :

1 Boîte de capsules à l'huile de foie de morue	3 fr
6 » » » »	15
25 Boîtes rendues franc de port et d'emballage pour toute la France	60
1 Boîte de capsules à l'huile de ricin	1
1 » » au baume de copahu	4
30 Globules d'éther, de chloroforme, de rhubarbe, d'essence, de térébenthine d'assa-fœtida, de digitale, d'aconit, etc, etc. le flacon.	2
Baume anti-névralgique	5

Lettre adressée à Son Excellence Monsieur le Ministre des Travaux publics, de l'Agriculture et du Commerce, relative aux nouveaux procédés de Capsulation de médicaments, inventés par M. Josephat Mackiewicz, et aux avantages de ce nouveau mode d'administration des substances à goût et à odeur désagréables.

Monsieur le Ministre,

Depuis le commencement du siècle, il s'est opéré une véritable révolution dans l'art pharmaceutique ; non-seulement on s'est efforcé à le simplifier, mais encore on a fait de nombreuses recherches pour rendre les médicaments d'une administration facile. Ces tentatives n'ont pas été complètement heureuses et le médecin est tous les jours forcé de renoncer à l'emploi de certaines substances, à cause de leur goût ou de leur odeur désagréables.

Quand les capsules furent, pour la première fois, introduites dans la thérapeutique, on crut le problème complètement résolu, mais on ne tarda pas à s'apercevoir qu'on s'était un peu trop hâté de préjuger et qu'à côté de leurs avantages, les capsules présentaient des défauts inhérents surtout à leur mode de fabrication.

Je crois inutile, Monsieur le Ministre, de vous énumérer quels sont ces défauts ; ils sont visibles, palpables, et il n'est pas un médecin qui ne les connaisse, il me suffira de vous dire que j'ai eu surtout pour but de corriger les imperfections et les défectuosités de cette fabrication.

Je crois avoir atteint le résultat que je m'étais proposé ; vous pouvez en juger vous-même en portant quelques instants votre attention sur les échantillons que j'ai l'honneur de soumettre à votre examen.

Il ne me reste plus, Monsieur le Ministre, qu'à vous décrire aussi brièvement que possible, les nouveaux procédés actuellement employés dans mon officine.

Avec de la gomme, du sucre et de la grenatine, on prépare des feuilles minces comme du papier. Une de ces feuilles est placée sur un moule en étain, qui présente, de distance en distance, des élevures de forme convexe et parfaitement comparables à des boutons bombés. On applique sur ce moule une plaque en fer percée d'ouvertures correspondantes aux bosselures du premier moule et s'y adaptant parfaitement ; le tout est mis sous une presse, et c'est alors que se produit la demi-sphère pareille à l'échantillon de la boîte n° 1.

Cette opération se fait en double, avec deux appareils parfaitement semblables.

Pour transformer ces cavités en capsules, il suffit de coller sur leur bord une autre feuille gommeuse, dans laquelle on a pratiqué d'avance autant de petites ouvertures qu'il y a des demi-sphères. Ces ouvertures servent à introduire le médicament ; on les bouche avec une solution de gomme et de sucre, ou mieux encore, si la capsule contient de l'huile, avec cette même substance solidifiée par un cinquième de blanc de baleine. On réunit les deux appareils ; les demi-capsules adhèrent très exactement, et il ne reste plus pour qu'elles soient complètement terminées, qu'à découper leurs bords et à passer sur leur *jointure* un peu de sirop de gomme, à l'aide d'un pinceau. Les capsules ainsi préparées, se ramollissent dans l'eau, deviennent glissantes, et le malade les avale aussi facilement qu'un peu de poudre enveloppée dans du pain azyme.

La capsulation de l'éther, du chloroforme, de l'essence de térébenthine et de toutes les substances volatiles, se fait au moyen d'un système encore plus simple que celui que je viens de décrire.

Quand on a donné la forme voulue à la feuille de gomme, l'appareil est fermé de trois côtés, et c'est par le quatrième, situé à la partie supérieure, qu'on introduit l'éther en ayant le soin de fermer rapidement l'appareil. Enfin, le tout est soumis à la presse pour pratiquer la découpure des capsules. — Ces capsules, que j'appelle globules, sont toujours d'une grosseur uniforme, et la substance qu'elles renferment ne se volatilise pas.

Veuillez, Monsieur le Ministre, si comme je l'espère, vous le jugez convenable, transmettre mes échantillons à l'Académie impériale de médecine, afin qu'elle ait à se prononcer sur la valeur de mon invention.

Recevez, Monsieur le Ministre, etc.

JOSEPHAT MACKIEWICZ,
Pharmacien de l'École supérieure de Paris.

CAPSULES-JOSEPHAT A L'HUILE DE FOIE DE MORUE.

MALADIES DE POITRINE. — AFFECTIONS DE LA PEAU. — SCROFULES. — RACHITISME, ETC.

L'huile de foie de morue est un des plus précieux agents de la thérapeutique. Son efficacité dans le traitement des maladies de poitrine, dans celui de affections de la peau, des scrofules et du rachitisme chez les enfants, est un fai hors de doute.

A cause de son odeur repoussante et sa saveur nauséabonde, on a proposé d nombreuses préparations destinées à la remplacer ; mais l'Académie de médecine s'est hautement prononcée dans ces derniers temps, et a décidé que *rien* n pouvait remplacer l'huile de foie de morue brune naturelle, que celle-ci n'agissai pas seulement par l'iode et le phosphore qu'elle contient, mais bien par la réunion intime de tous les principes actifs qui la constituent et que la chimie n nous a peut-être pas encore tous révélés.

Les capsules-Josephat rendent aujourd'hui très-facile l'administration d l'huile de foie de morue, avantage que ne possédaient pas les capsules employée jusqu'à aujourd'hui, et qui surtout, à cause de l'épaiseur de leur enveloppe n'étaient guère applicables à ce médicament dont on prescrit si souvent cinq six cuillerées à bouche par jour.

Les *Capsules-Josephat* contiennent de l'huile de foie de morue brune naturelle que l'expérience a prouvé être la plus riche en principes actifs.

Quatre capsules renferment une forte cuillerée à bouche. Dans le cas où l médecin n'aurait pas déterminé le nombre de capsules à prendre, on pourra commencer par quatre par jour, deux matin et soir, une heure avant ou deux heures après les repas; cette dose sera augmentée progressivement jusqu'à seize, nombre qui sera maintenu jusqu'à parfaite guérison.

CAPSULES-JOSEPHAT A L'HUILE DE RICIN.

PURGATIF—VERMIFUGE.

L'huile de ricin est un médicament qui a résisté à toutes les fluctuations de la mode et aux améliorations introduites dans l'art de guérir. En effet, c'est, non-seulement le meilleur de tous les purgatifs, mais il est encore comme vermifuge chez les enfants, doué, d'une action infiniment supérieure. — Cette huile agit sans fatiguer l'estomac, sans déterminer aucune espèce de douleur dans les voies intestinales et sans irriter, comme toutes les substances drastiques, telles que l'aloès, le jalap, la coloquinte, la gomme-gutte, etc., qui entrent dans la composition des elixirs, des grains de santé et des pilules purgatives, dont tant de personnes font si inconsidérement usage, et qui par leur violente action sur les intestins, sont souvent la cause, soit de gastrites, soit d'entérites chroniques.

Par leur action douce et bienfaisante, par leur emploi facile et commode, nos capsules à l'huile de ricin conviennent surtout aux personnes qui par la nature de leurs travaux ou de leur constitution, sont obligées de se purger fréquemment; à celles enfin, qui sont affectées de constipation, pénible infirmité qu'elles font promptement cesser sans le moindre inconvénient. Depuis les expériences de M. Blache, il est démontré qu'une faible dose d'huile de ricin, produit un effet purgatif aussi prononcé que les 30, 45 ou 60 grammes, que les médecins ont l'habitude de prescrire.

La quantité d'huile de ricin, suffisante pour purger, est enfermée dans quatre capsules. Deux ou trois suffisent aux personnes impressionnables. Chacun peut d'ailleurs, après en avoir fait usage, apprécier facilement la quantité qui lui est nécessaire, suivant les effets qu'il désire obtenir.

Pour détruire la *constipation*, on prendra d'abord trois capsules, puis deux puis enfin une seule; on en suspendra l'usage momentanément jusqu'à une nouvelle interruption des fonctions normales, dans le but d'accoutumer l'économie à agir par ses propres forces.

Pour purger les enfants de huit à douze ans, une ou deux capsules suffisent. Cette dose constitue, en outre, un excellent vermifuge.

Pour assurer l'effet purgatif des capsules à l'huile de ricin, il faut, aussitôt qu'on les a avalé, boire un demi verre d'eau pure, ou mieux encore du bouillon coupé, puis s'abstenir de toute boisson pendant au moins deux heures; quand l'effet commencera à se produire, on pourra boire de nouveau du bouillon par petites tasses.

GLOBULES D'ÉTHER DE JOSEPHAT.

AFFECTIONS NERVEUSES, MIGRAINES, NÉVRALGIES, CRAMPES D'ESTOMAC, ACCÈS D'HYSTÉRIE, CONVULSIONS, ETC.

L'éther est un des médicaments le plus souvent employés en thérapeutique, à cause de la remarquable efficacité dont il est doué pour guérir les migraines, les crampes d'estomac, pour calmer les accès d'hystérie, des convulsions, et, en un mot, toutes les affections qui se rattachent à un état pathologique du système nerveux.

Son administration n'est pas toujours facile ; d'abord, son extrême volatilité empêche de doser exactement la quantité qui doit être prise par le malade ; d'un autre côté, par son odeur et par la sensation douloureuse qu'elle produit dans l'arrière-gorge, elle répugne à bien des individus.

Pour obvier à ces graves inconvénients, on a imaginé, depuis quelques années, un système de capsulage de l'éther ; quoique très avantageux, ce système laisse encore beaucoup à désirer. Ses défauts sont nombreux. Les globules d'éther, préparées et perfectionnées par Josephat sont, sous tous les rapports, infiniment supérieures ; elles sont rondes comme des pilules, leur grandeur ne varie pas, et elles ont l'inappréciable avantage de contenir toujours, sans s'évaporer, la même quantité d'éther pur (20 centigrammes, 6 gouttes). Aussi tous les médecins de Paris leur donnent-ils aujourd'hui la préférence sur toutes les autres préparations analogues.

Avis important. — Pour calmer presqu'instantanément les migraines et les névralgies, il faut employer concurremment avec nos globules, le baume anti névralgique. (*Voir page 14*).

Manière de prendre les globules d'éther.

On met dans la bouche un ou plusieurs globules et on boit tout de suit une gorgée d'eau pour les entraîner dans l'estomac.

Dose. — Pour le cas où le médecin n'aurait pas déterminé le nombre d globules à avaler, on saura que la dose ordinaire est de une à quatre. Elle va riera suivant l'intensité de la douleur et de chaque susceptibilité individuelle

GLOBULES DE RHUBARBE

PRÉPARÉES AVEC L'EXTRAIT DE RHUBARBE COMPOSÉ DU CODEX.

D'après M. le professeur Bouchardat, la rhubarbe est le toni-purgatif pa excellence qui ne cause pas de coliques et ne fatigue ni l'estomac ni les intestins

Les globules de rhubarbe sont employées avec succès dans les *diarrhées atoni ques* et *bilieuses*, dans la *dysenterie simple* et *épidémique*, les *dyspepsie apyretiques*. Enfin, à faible dose, elles dissipent les vents et facilitent les diges tions paresseuses.

Un globule remplace avec avantage une prise de rhubarbe en poudre, comm tonique et purgatif, en même temps, on en prendra six à huit par jour, trois quatre matin et soir. — Pour purger les enfants, on donne de deux à quatr globules, selon leur âge et leur force.

On les prend de la même manière que les globules d'éther.

Nota. Nous mettons sous forme de globules les produits ayant pour base l'éther et l'alcool, l'essence de térébenthine, le chloroforme, les sels et les poudres. Tous les médicaments, en général, qui sont susceptibles d'être capsulés, sont du domaine de notre fabrication.

CAPSULES AU BAUME DE COPAHU.

ÉCOULEMENTS BLENNORRHAGIQUES RÉCENTS OU CHRONIQUES, FLEURS BLANCHES, CATARRHES DE LA VESSIE, DES BRONCHES ET DES POUMONS.

Le baume de copahu, dans son état de pureté, est incontestablement le plus efficace de tous les remèdes employés pour combattre les écoulements récents ou chroniques, les fleurs blanches, les catarrhes de la vessie, des bronches, des poumons, toutes les maladies, en un mot, où les muqueuses présentent un état pathologique.

Malheureusement son odeur et sa saveur le rendent un objet de dégoût et de répulsion pour la plupart des malades, et force souvent le médecin de renoncer à son emploi.

Les préparations qu'on a voulu lui substituer ne remplissent que fort rarement le but qu'on se propose, et l'on est bientôt obligé de recourir de nouveau à son administration. Nos capsules, d'une incontestable supériorité, obvient à tous ces inconvénients ; le peu d'épaisseur de leur enveloppe les rend presque instantanément solubles dans l'estomac et leur permet de contenir une plus grande quantité de copahu que les capsules ordinaires.

D'une digestion facile, leur ingestion n'occasionne aucune sensation désagréable et ne donne lieu, comme cela arrive avec les autres préparations copahifères, à aucun renvoi ni à aucune éructation.

Une capsule Josephat contient 2,50 centigr., c'est-à-dire cinq fois plus de copahu que les capsules de l'ancienne forme.

Pour le traitement des écoulements et des fleurs blanches, la dose sera d'une capsule matin et soir, deux heures avant ou après les repas. On augmentera tous les jours d'une capsule jusqu'à concurrence de quatre par jour. Lorsque l'écoulement aura tout à fait disparu, on diminuera progressivement la dose de manière à ne plus en prendre que deux dans les vingt-quatre heures, et on devra continuer encore pendant environ une semaine, afin de se mettre à l'abri des récidives.

Pour amener la guérison très rapidement, il faudra employer, en même temps que les capsules, notre *injection astringente*. On en fera deux par jour, matin et soir. Chaque injection médicamenteuse devra être précédée d'une injection simple à l'eau froide.

On ne devra avoir recours à cette médication que lorsque la période inflammatoire sera sensiblement diminuée, but qui sera facilement atteint en buvant pendant quatre ou cinq jours, et dans les vingt-quatre heures, un ou deux litres de tisane d'orge et de chiendent nitrée.

Quant aux autres affections dans lesquelles le baume de copahu est employé avec succès et aux doses auxquelles il doit être administré, il faudra, dans tous ces cas, suivre exactement les conseils d'un médecin.

MOYENS D'AVALER AVEC FACILITÉ LES CAPSULES JOSEPHAT.

Les personnes qui prennent les capsules Josephat pour la première fois, s'effraient de leur grosseur apparente et prétendent *qu'elles ne pourront jamais les avaler*; ces personnes ne font pas attention que nos capsules ne présentent pas même, sous ce rapport, les inconvénients des pilules. Celles-ci, en effet, sont entourées de poudre ou d'une feuille d'argent presque raboteuse; elles adhèrent à la langue ou aux parois de la cavité buccale, et il est besoin d'un mouvement brusque dans l'acte de la déglutition, pour qu'elles franchissent l'isthme du gosier; l'enveloppe de la capsule Josephat, au contraire, après son immersion dans l'eau est douée d'une élasticité remarquable; elle prend la forme que lui imprime la plus faible pression; de plus, elle est glissante, aussi, faut-il le moindre effort pour la porter naturellement jusqu'au conduit pharyngien.

En suivant à la lettre le mode que nous allons indiquer, les enfants même arriveront à ce résultat *tout d'abord, du premier coup*, et sans aucune espèce de difficulté:

Placez dans un verre d'eau le nombre des capsules qui doivent être prises; pendant cette immersion, il faut se garder de remuer le liquide dans la crainte de briser l'enveloppe devenue très fragile par le ramollissement.

Après un laps de temps qui pourra varier de quatre à six minutes, elles seront retirées une à une avec une cuillère à bouche, mais de manière à ce que cette cuillère soit remplie d'eau; la langue étant étendue, la capsule est déposée sur sa surface et le plus profondément possible; la langue est alors portée en arrière, et par un mouvement de déglutition pareil à celui qui est fait pour avaler de la salive, la capsule franchit immédiatement l'arrière-gorge, et quelques gorgées d'eau l'entraînent définitivement dans l'estomac.

Au début de notre fabrication, nos capsules étaient deux fois plus volumineuses, et cependant, les enfants n'éprouvaient aucune peine à les avaler ; ce qui s'explique facilement, si on n'oublie pas que le gosier a des dimensions au moins six fois plus grandes que nos capsules. Comme on le voit, un peu de bonne volonté suffit ; c'est ici le cas de répéter ce vieux proverbe : *Il n'y a que le premier pas qui coûte*, et certes, ce pas est facile à faire.

Les personnes qui ont essayé une fois d'avaler nos capsules, ne se donnent plus la peine de les laisser tremper dans l'eau pendant cinq minutes et les laissent immerger un instant seulement, et puis ils en avalent deux à la fois plus facilement qu'une seule au début.

Nota. — Sur l'ordonnance des médecins, sur la demande des malades, nous mettons en capsules tous les médicaments, sans en augmenter sensiblement le prix.

BAUME ANTI-NÉVRALGIQUE DE JOSÉPHAT.

Pour arrêter instantanément les *migraines* et les *névralgies*, le *Baume anti-névralgique* est le meilleur calmant dont on puisse faire usage ; on l'emploi concurremment avec nos globules d'éther.

Au moment des crises, on en prend avec le doigt, gros comme une noisette, et on en frictionne la partie douloureuse, jusqu'à l'absorption complète du baume.

Avis. — Tenir le flacon bien bouché et dans un endroit frais.

DÉPOT PRINCIPAL

DES

CAPSULES ET DES GLOBULES JOSEPHAT

A PARIS

A la pharmacie rue Neuve-des-Mathurins, 25.
Chaussée-d'Antin).

Et dans toutes les Villes de la France et de l'Etranger.

www.ingramcontent.com/pod-product-compliance
Ingram Content Group UK Ltd.
Pitfield, Milton Keynes, MK11 3LW, UK
UKHW020500220726
13923UKWH00006B/2662

9 782019 290450